Christoph Thiemann

Die Interdependenz zwischen zahnärztlicher Behandlung und Herpesreaktivierung

Klinische und
subklinische Reaktivierungen von HSV1

Diplomica® Verlag GmbH

Thiemann, Christoph: Die Interdependenz zwischen zahnärztlicher Behandlung und Herpesreaktivierung. Klinische und subklinische Reaktivierungen von HSV1, Hamburg, Diplomica Verlag GmbH 2011
Originaltitel der Abschlussarbeit: Zahnärztliche Manipulationen als Triggerfaktoren für Rekurrenzen und Rekrudeszenzen des Herpes-Simplex-Virus Typ I in der Mundhöhle bei immunkompetenten Personen

ISBN: 978-3-86341-043-8
Druck Diplomica® Verlag GmbH, Hamburg, 2011
Zugl. Donau-Universität Krems, Krems, Deutschland, MA-Thesis, 2010

Bibliografische Information der Deutschen Nationalbibliothek:
Die Deutsche Nationalbibliothek verzeichnet diese Publikation in der Deutschen Nationalbibliografie;
detaillierte bibliografische Daten sind im Internet über http://dnb.d-nb.de abrufbar.

Die digitale Ausgabe (eBook-Ausgabe) dieses Titels trägt die ISBN 978-3-86341-543-3 und kann über den Handel oder den Verlag bezogen werden.

© Diplomica Verlag GmbH
http://www.diplom.de, Hamburg 2011
Printed in Germany

Der Autor

Dr. Christoph Thiemann, M.Sc. wurde nach dem Studium der Humanmedizin und der Zahn-, Mund- und Kieferheilkunde an der Westfälischen Wilhelms-Universität Münster und der Universität Witten/Herdecke 2006 zum Zahnarzt approbiert.

Während des Studiums war er zwei Jahre als Studentischer Senator der Universität Witten / Herdecke tätig. 2007 erfolgte die Promotion am Institut für Mikrobiologie und Virologie der Universität Witten/Herdecke.

Nach Aufenthalten an der School of Dental Medicine - University of Pennsylvania (Philadelphia, USA) und der School of Dental Medicine - Harvard University (Boston, USA), absolvierte er seine seine Assistenzarzttätigkeit in der Gemeinschaftspraxis und Privatzahnklinik Unna. Seit 2009 ist er in einer Praxis für Mund- Kiefer-Gesichtschirurgie in Dortmund tätig und erhielt die Weiterbildungsbestätigung in Fach- und Sachkunde für digitale Volumentomografie am International Medical College Münster. Nach dem postgradualen universitären Master-Studium an der Donau-Universität Krems wurde er 2010 zum Master of Science Orale Chirurgie / Implantologie ernannt.

Dr. Thiemann, M.Sc. ist Autor von nationalen und internationalen Veröffentlichungen und Kongreßbeiträgen und seit 2010 als Referent auf dem Gebiet der Hygiene in der Zahnheilkunde tätig.

Seit 2011 hat er eine Visiting-Professur an der an der Danube Private University (DPU) – Fakultät Medizin/Zahnmedizin, Krems übernommen und besitzt einen Lehrauftrag an der Universität Witten/Herdecke.

-meinem Bruder gewidmet-

„..in harten Zeiten Deinen Rücken haben..“

Inhaltsverzeichnis

Seite

1 . Liste der Abkürzungen

ACV	Acyclovir
ATCC	American Type Culture Collection
Ak	Antikörper
bp	Basenpaare
BSA	Rinderserumalbumin (bovine serum albumin)
D	Dalton
Dig/DIG	Digoxygenin
DNA	Desoxyribonukleinsäure
dNTP	2'-Desoxyribonukleosid-5'-triphosphat
EBV	Epstein-Barr-Virus
EDTA	Ethylendiamintetraessigsäure
ELISA	enzyme-linked immunsorbent assay
EtBr	Ethidiumbromid
gB	Glykoprotein B
HCMV	Humanes Cytomegalie-Virus
HHV	Humanes Herpesvirus
HSV	Herpes-simplex-Virus
IFN	Interferon
Ig	Immunglobulin
IL-2	Interleukin-2
kb	Kilobasen
µ	mikro
min	Minute

M	Molar
n	nano
NBT	Nitroblau-Tetrazolium
p	pico
PBS	Phosphatgepufferte Salzlösung (phosphate-buffered saline)
PCR	Polymerase-Ketten-Reaktion (polymerase chain reaction)
RNA	Ribonucleinsäure
rpm	Zahl der Umdrehungen (rounds per minute)
SDS	Natriumdodecylsulfat
SSC	Natriumchlorid-Natriumcitrat-Lösung (standard saline citrate)
Taq	Thermus aquaticus
Tris	Tris(hydroxymethyl)-aminomethan
UV	Ultra-Violett
V	Volt
VCA	Viruscapsid
VZV	Varizella-Zoster-Virus
w/v	Gewicht / Volumen (weight /volume)

2. Einleitung

2.1 Herpesviren

Die Familie der Herpesviren umfasst über 100 Virusspezies, die beim Menschen und bei den meisten Wirbeltieren vorkommen (Roizman, 1991). Bezüglich vieler biologischer Eigenschaften und ihrer Partikelmorphologie gleichen sich alle Vertreter dieser Virusfamilie. So erfolgt die Replikation des doppelsträngigen DNA-Genoms im Zellkern der Wirtszelle, in dem auch die Morphogenese beginnt. Die Codierung für Enzyme, die im Nukleinsäurestoffwechsel und bei der Genreplikation aktiv sind, ist ebenfalls allen Herpesviren gemein. Ferner pesistieren die Herpesviren nach der Erstinfektion latent im Organismus (Whitley und Roizman, 2001). Die Produktion von infektiösen Partikeln unterbleibt in diesem Stadium, was dazu führt, dass die Zellen überleben. Aus dieser Latenzphase kann jedoch eine Reaktivierung des Infektionszyklus erfolgen. Die Virusvermehrung bedingt zwangsläufig die Zerstörung der Wirtszelle.

Mitglieder der Familie der Herpesviridae sind das Herpes-simplex-Virus mit den beiden serologischen Typen HSV-1 und HSV-2, das Varicella-Zoster-Virus (VZV), das Zytomegalie-Virus (HCMV), das Epstein-Barr-Virus (EBV) und die humanen Herpesviren HHV-6, HHV-7, HHV-8. Ferner werden die Herpesviren in drei Unterfamilien untergliedert: die α-, β- und γ-Herpesviren. Die Herpes-simplex-Virus-Typen und das Varicella-Zoster-Virus zählen zu den α-Herpesviren. Diese sind durch ein breites Wirtsspektrum, kurze Vermehrungszeiten, die Möglichkeit in den Nervenzellen der Ganglien zu persistieren und eine schnelle Ausbreitung in Kulturmedien gekennzeichnet (Roizman, 1993). Der β-Herpes-Viren-Untergruppe ist das Zytomegalie-Virus und die HHV-6 und HHV-7 zugeordnet.

Das Epstein-Barr-Virus und das humane Herpesvirus Typ 8 gehören zur γ-Herpesviren-Untergruppe (Roizman, 1996), die sich durch ein sehr enges Wirtszellspektrum auszeichnen.

2.2 Pathogenese des Herpes-simplex-Virus Typ 1

2.2.1 Primärinfektion

Die Übertragung von Herpes-simplex-Viren erfolgt durch virushaltigen Speichel und direkten Schleimhaut-zu-Schleimhaut- oder Schleimhaut-zu-Haut-Kontakt. Die Primärinfektion tritt meist bei Kindern unter fünf Jahren mit den Symptomen einer Gingivo-Stomatitis und einer Pharyngitis auf. Trotz Virusproduktion in den Schleimhautepithelien verläuft die Infektion meist asymptomatisch bzw. inapparent. Zu schweren Krankheitsverläufen kann es besonders bei älteren Kindern, jungen Erwachsenen und immunsupprimierten Personen kommen.

Die symptomatische Infektion weist Inkubationszeiten von 2-12 Tagen auf und ist von Fieber, das auf 40 °C ansteigen kann, Schüttelfrost, Muskel- und Gelenkschmerzen, sowie Halsschmerzen mit pharyngealem Ödem und Rötung begleitet. Man findet eine generalisierte Lymphadenitis mit besonders deutlicher Ausprägung am Hals, gelegentlich auch eine Milzvergrößerung. Es entwickeln sich nach ein paar Tagen vorübergehend vesikuläre Bläschen auf der pharyngealen und oralen Mukosa, wobei besonders die keratinisierten Anteile betroffen sind (Maeglin, 1987; Bickel et al., 1996 und Eisen, 1998). Die Bläschen ulzerieren schnell und vermehren sich auch am weichen Gaumen, in der Wangenschleimhaut, auf der Zunge, an den Lippen und am Mundboden. Das Fieber kann bis zur Austrocknung der schmerzhaften Bläschen andauern, die unbehandelt nach etwa 14 Tagen abheilen. Das Virus läßt sich für ca. 14 - 21 Tage aus Abstrichen aus den Läsionen isolieren.

Serologisch läßt sich eine Primärinfektion durch das Vorhandensein von HSV1-spezifischen IgM-Antikörpern schon am Ende der ersten Krankheitswoche nachweisen.

Differentialdiagnostisch sind bei dem klinischen Erscheinungsbild z.B. eine Streptokokken- oder Diphterie-Pharyngitis, eine Herpangina, eine Aphthenstomatitis oder eine Mononukleose auszuschließen (Hirsch und Schooley, 1983). Um auch Infektionen mit anderen Herpesviren (HCMV, VZV) auszuschließen, wird für die sichere Diagnose ein direkter Virusnachweis über Virusisolierung mit anschließender Typisierung vorgenommen.

Zum Zeitpunkt des Auftretens der Effloreszenz ist HSV-1 bereits in die peripheren Endigungen sensibler und autonomer Nervenfasern eingedrungen und durch axonalen Transport zum Ganglion trigeminale gelangt. Hier findet die Virusreplikation zunächst noch in stärkerem Umfang statt, kommt aber nach einigen Tagen zur Ruhe, wobei auch einige infizierte Neuronen eliminiert werden. Das Virus wird in den erhaltenen Neuronen, von der zellulären und humoralen Immunabwehr unerreicht, latent (Abb. 2.1). Da die zellulären Abwehrmechanismen die Virusantigene erkennen und bekämpfen, breitet sich das Virus nicht lympho-hämatogen aus.

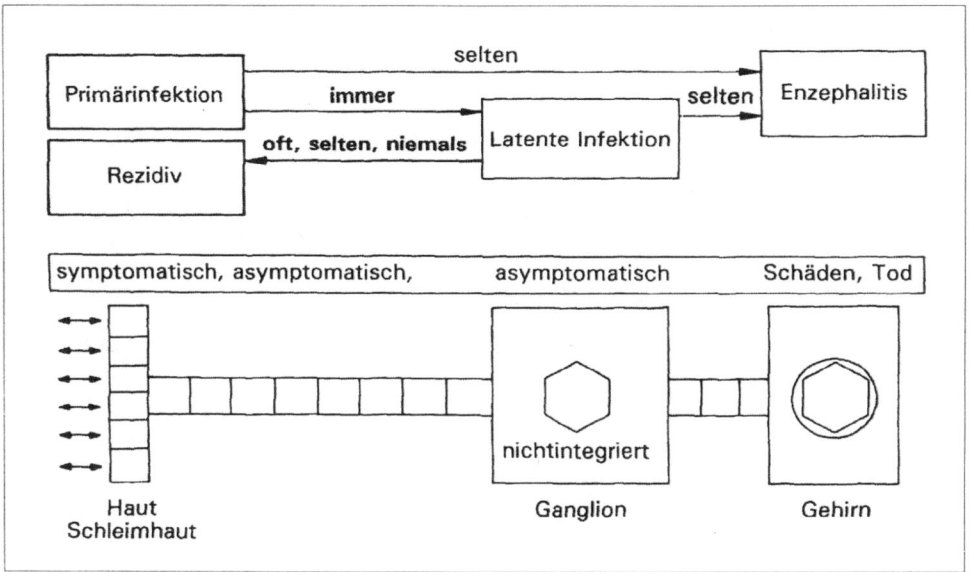

Abb. 2.1: Schema der Pathogenese einer Herpes simplex-Virus Typ 1-Infektion

(nach: Wolff,M.H.; Herpesviridae. In: Werner, H. (Hrsg.) Medizinische Mikrobiologie mit Repetitorium. Berlin; de Gruyter Verlag 1991: 357-366)

2.2.2 Replikation und Latenz

HSV-1 repliziert sich in parabasalen und mittig liegenden Epithelzellen. Histopathologische Untersuchungen zeigen eine Lyse der infizierten Zellen, lokale Entzündungszeichen und die Entstehung von oberflächlichen dünnwandigen Blasen auf der entzündeten Basisfläche. Die Vakuolisierung der Keratinozyten ist die erste zytoplasmatische Veränderung der Zellen (Huff et al., 1981).

Es bilden sich mehrkernige Zellen (Synzytien) mit ballonartiger Entartung (zytopathischer Effekt), Ödem und charakteristischen intranukleären Einschlüssen. Die gesamte Epidermis kann betroffen sein, wohingegen die Dermis immer von den Veränderungen unberührt bleibt (Huff et al., 1981).

Als Latenz wird die Fähigkeit von HSV-1 bezeichnet, in sich nicht reproduzierendem Zustand in den Nervenzellen zu überleben. Die HSV-DNA persistiert dort extrachromosomal in zirkulärer Form in nur geringer Kopienzahl (Abb. 2.4).

Es gibt Hinweise darauf, dass einige Virione latent außerhalb des Nervensystems im Epithel der Lippenschleimhaut und der Kornea der Augen verweilen (Spruance, 1996).

Die Nervenzelle scheint die einzige Zelle zu sein, die während der Primärinfektion vollständig infektiöses Virus produziert, ohne in Zelllysis zu enden. Notkins und Lopez vermuten, dass bei Rezidiven nur frühe virale Produkte in den Neuronen produziert werden, und dass die endgültige virale Montage nach Übertragung des Virus von Zelle zu Zelle, in den Epithelzellen stattfindet (Notkins, 1975; Lopez).

2.2.3 Reaktivierung

Bei vermutlich nur 1/3 der "Herpes-Patienten" werden Rezidive durch unterschiedliche Reize (Triggerfaktoren) ausgelöst. Dies geschieht wahrscheinlich über eine Veränderung der zellvermittelten Immunität (T-Zellen, Langerhanszellen), die dem Virus eine Replikation erlaubt (Spruance et al., 1995; Spruance, 1996; Schmidt et al., 1985 und 1991).

Die Rezidive treten meist in Form von kleinen Bläschen auf, die die Hautbezirke des maxillären und mandibulären Astes des Nervus trigeminus befallen. Betroffen sind die Unterlippe stärker als die Oberlippe und zu 10 % periorale Bereiche. Eine mögliche Erklärung dafür, warum bei Reaktivierung nicht mehr der Intraoralraum, sondern die Lippen und der Perioralraum befallen sind, kann in der Wanderung der Viren in andere Äste der Nerven vermutet werden.

Das Auftreten der Rezidiv-Läsionen an meistens der gleichen extraoralen Stelle hängt von einer intakten Nervenbahn vom Ganglion zur Peripherie ab (Hill et al., 1983). Oft wird von den Patienten ein Jucken, Kribbeln oder Brennen an der betroffenen Stelle bemerkt (bei 40 - 60 %: Spruance, 1992), bevor sich dort ein mit klarer Flüssigkeit gefülltes Bläschen zeigt. Diese ersten Symptome werden als Prodromalstadium bezeichnet und können hilfreich für den rechtzeitigen Therapiebeginn sein.

Während des Prodromalstadiums sind die Virusreplikationsrate bzw. die späteren Schritte der Virusgenese lokal im Epithel am höchsten und verursachen eine Nervenreizung bzw. das Kribbeln. Patienten, die das Prodromalstadium erleben, haben schwerere Läsionen (Spruance, 1992), die aber sowohl durch frühzeitige als auch durch spät begonnene chemotherapeutische Maßnahmen besser zur Heilung zu bringen sind.

Spruance (1992) hat die sieben Stadien der Entwicklung einer klassischen Läsion beschrieben, die sich folgendermaßen gliedert: ca. ½ Tag dauert das Prodromalstadium, > 1 Tag das Bläschenstadium, < 1 Tag das Ulcus oder die weiche Kruste, 5 1/2 Tage die feste Kruste und Schorf und 1-2 Tage der rote Fleck und die noch bestehende Schwellung.

Während des Bläschenstadiums nimmt die Virusreplikation schon wieder stark ab; das Virus geht in sein Latenzstadium im Ganglion über. Der Heilungsprozeß dauert ohne Behandlung ca. 9-10 Tage. Der Abstand zwischen zwei Rezidiven kann zwischen einigen Tagen und mehreren Jahren liegen. Die meisten Patienten leiden jedoch 2-3 mal im Jahr an Herpes-Rezidiven (Shaw et al., 1985).

Laut Spruance erreichen 25 % der Rekurrenzen (subklinische Reaktivierungen) nach dem Prodromalstadium nicht das Bläschenstadium und werden nicht zu einer Läsion. Außerdem gibt es unterschiedliche Arten von Läsionen (Spruance, 1996).

Ob ein Individuum überhaupt an Rezidiven (subklinisch = Rekurrenz und klinisch = Rekrudeszenz) leidet, hängt von der Art der Immunantwort auf die Primärinfektion ab (Spruance, 1995). Eine TH2- Antwort, bei der Interleukin 4, 5 und 10 gebildet und die Antikörperproduktion angeregt wird, kann späteren Rekurrenzen in der Haut oder im Ganglion nicht vorbeugen. Eine TH1-Antwort dagegen induziert über Stimulation von Lymphozyten die Bildung von Interleukin 2 (IL-2), y-Interferon (IFN-'y) und Zytokinen, die antivirale Wirkung haben und einen Schutz gegen die HSV-1-Infektion und Rezidive bilden (Spruance, 1995).

2.2.4 Triggerfaktoren

Eine Vielzahl von endogenen und exogenen Faktoren können als Stimuli die Reaktivierung von latentem HSV-1 auslösen. Nach Häufigkeit geordnet (Spruance, 1992) sind dies:

- Emotionaler Stress
- Krankheit (Erkältung, Grippe, Fieber)
- Sonnenlichtexposition
- mechanische Manipulationen
- Erschöpfung, Müdigkeit
- Menstruation
- Spröde, aufgesprungene Lippen
- Wechsel der Jahreszeiten

Durch die Einwirkung eines oder mehrerer dieser Faktoren ändert sich die immunologische Abwehr des Körpers. Psychischer Stress verändert zum Beispiel die Ausschüttung von Steroidhormonen der Nebennierenrinde (Aldosteron, Kortisol, Androgene) und Hormonen des Nebennierenmarks (Adrenalin), was einen Effekt auf die Lymphokinausschüttung durch die T-Zellen haben kann.

Die Sonnenlichtexposition kann zur Erschöpfung des „nerve growth factors", zur Änderung der Prostaglandinsynthese, zur Verminderung der Antigen-Präsentation durch die Langerhans-Zellen, zur Bildung von T-Suppressorzellen oder zur Veränderung der DNA-Reparaturfunktion führen.

Nach Sonnenlichtexposition treten Rezidive meist schneller (48 h) auf, als z.B. nach einem chirurgischen Eingriff an den trigeminalen Endästen (3-6 Tage). Da aber für die Reaktivierung des Virus bis zur Ausbreitung in benachbart liegende Epithelzellen der Zielregion eher 3-6 Tage gebraucht werden, liegt durch Sonnenlicht reaktivierbares Virus (wahrscheinlich als Folge ständiger Reproduktion in den Ganglien) in den Epithelzellen vor (Spruance, 1996).

Es besteht eine signifikante Assoziation zwischen Trigeminusneuralgie, Parästhesien, Fazialislähmung und HSV-1.

2.4.5 Therapie

1980 wurden die synthetischen Acycloguanosin-Virostatika etabliert. Dazu gehören Acyclovir, Famcyclovir, Valacyclovir und Pencyclovir.

Diese Nukleotidanaloga sind Derivate der DNA-Base Guanin und wirken selektiv hemmend auf die Replikation und Synthese der viralen DNA.

Der wegen seiner geringen Toxizität am häufigsten lokal und auch systemisch eingesetzte Wirkstoff Acyciovlr (ACV) penetriert bevorzugt die HSV-infizierten Zellen. Er wird durch die virale Thymidinkinase zu Acyclovir-Monophosphat phosphoryliert, welches nun durch eine zelluläre Kinase zum Triphosphat weiter umgesetzt wird. Dieses wird in die virale DNA eingebaut und behindert als „falsches Nukleotid" die Elongation der Virus-DNA während der Synthese.

In Abwesenheit von Virus und damit der viralen Thymidin-Kinase wird Acyclovir, wenn es zum Beispiel oral zur Prophylaxe verabreicht wird, nicht phosphoryliert und liegt somit in inaktivem Zustand vor. Die hohe Selektivität des Medikamentes bedingt seine für den Organismus geringe Toxizität.

Die Reaktivierung des Virus kann aber nur symptomatisch oder prophylaktisch behandelt werden, nicht jedoch das Virus aus seinem latenten Zustand eliminiert werden.

Die orale bzw. systemische Therapie mit Acyclovir (2 x 400 mg/d) ist der Prävention eines Ausbruchs von Herpes labialis besonders bei immunsupprimierten Personen vorbehalten.

Eine klinische Studie mit dem Therapeutikum Pencyclovir in 1%iger Konzentration ergab eine gute Heilungswirkung bei lokaler Anwendung in immunkompetenten Personen in allen Reaktivierungsstadien. Die biochemische Vorstufe davon ist Famcyclovir, welches zur Behandlung von HSV-2 und VZV eingesetzt wird (Spruance et al., 1997).

2.3 Ziel der Arbeit

Klinische und subklinische Reaktivierungsprozesse von Herpesviren – insbesondere von HSV-1 – sind in der Vergangenheit immer wieder in klinischen Forschungen thematisiert worden. Dabei besteht ein wichtiger Teilaspekt in der Abschätzung und Eindämmung der von ihnen ausgehenden Infektionsgefahr.

Die Wahrscheinlichkeit einer Übertragung ist bei der Ausübung der zahnärztlichen Tätigkeit besonders erhöht, da sich das Erkrankungsbild im oro-facialen Bereich manifestiert. Ferner sind sowohl psychischer Stress als auch mechanische Manipulation Triggerfaktoren von HSV-1-Reaktivierungen.

Ziel der vorliegenden Studie ist es aufzuklären, inwieweit die zahnärztliche Tätigkeit als Triggerfaktor für klinische und subklinische Reaktivierung des HSV-1 in der Mundhöhle bei immunkompetenten Personen zu werten ist. Ferner soll in diesem Zusammenhang aufgezeigt werden, ob Interdependenzen zwischen der Reaktivierungshäufigkeit und anamnestischen Rekrudeszenzen (= klinische Reaktivierungen) vorliegen.

3. Material und Methoden

3.1 Material

3.1.1 Geräte

Autoklav	Memmert (elektronisch geregelter Wärmeschrank)
	UE BE ULE 400-800; Memmert, Schwabach
	Validator Plus; Siemens, Bensheim
Blotter	Turbo-Kapillarblottgerät; Schleicher&Schuell,
	Dassel
Brutschrank	Modell 2737; Köttermann, Uetze-Hänigsen
Dokumentation	The Imager; Apiligene, Straßburg, Frankreich
Gelelektrophorese	
Kammer	GNA 100; Pharmacia, Freiburg
Netzgerät	GPS 200/400; Pharmacia, Freiburg
Heizblöcke	Mufti-block; Lab Line, Melrose Park, USA
	Thermomixer 5436; Eppendorf, Hamburg
Magnetrührer	
(beheizt)	MR 2002; Heidolph, Kelheim
PCR-Block	Trio-Thermoblock; Biometra, Göttingen
ph-Meter	Digital ph-Meter; Knick, Berlin
Photometer	Multiscan MCC/340 Titertek; EFLAB, Helsinki,
	Finnland
Rüttler	Infors AG, Bottmingen
Thermomixer	5436; Eppendorf, Hamburg
Vortexgerät	Minivortex REAX 2000; Heidolph, Kelheim
Waagen	BA 21OS, BA 160P, BA 11OS und BA 61;
	Sartorius, Göttingen

Werkbänke	M+W 2436; Meissner und Wurst, Frankfurt a.M.
	C 600 ; CEAG Schirp, Bork
	Scholzen, Kriens
Wasserbad	GFL 1083; GFL, Burgwedel
Zentrifugen	5417 und 5402; Eppendorf, Hamburg
	Mikro 12-24; Hettich, Tuttlingen

3.1.2 Verbrauchsmaterialien

<u>Fa. Biozym, Hess. Oldendorf</u>

Sterifilter-Pipettenspitzen

<u>Fa. Schleicher&Schuell, Dassel</u>

NY 12 Nytran Membran (positiv geladen) 0,2 pm; Filterpapier GB 002 und GB 004

<u>Fa. Sigma, Deisenhöfen</u>

Mineralöl

<u>Fa. Diagonal, Münster</u>

Pipettenspitzen, Eppendorfbecher, Parafilm, Wattestäbchen

<u>Fa. Abbott, Wiesbaden-Delkenheim</u>

Pipettenspitzen

3.1.3 Chemikalien, Enzyme und andere biochemische Agenzien

<u>Fa. AppliChem, Darmstadt</u>

NaCl

<u>Fa. Biochrom, Berlin</u>

Phosphat-gepufferte Salzlösung (PBS)

<u>Fa. Boehringer, Mannheim</u>

DIG DNA Labeling und Detektion Kit

<u>Fa. Fluka Chemie AG, Buchs, Schweiz</u>

Sarkosyl

<u>Fa. GeneCraft, Münster</u>

BSA (Albumin), $MgCl_2$

<u>Fa. Gerbu, Gailberg</u>

EDTA

<u>Fa. ICN, Aurora, USA</u>

Sodium Dodecyl Sulfat (SDS)

<u>Fa. MBI Fermentas, St. Leon-Roth</u>

100 bp DNA Ladder,Taq DNA-Polymerase und 10x-Puffer

<u>Fa. Merck, Darmstadt</u>

NaOH; $NaH_2PO_4.H_2O$; $Na_2HPO_4.2H_2O$; $MgCl_2$

<u>Fa. Pharmacia, Freiburg</u>

2'-Desoxynukleosid-5'-triphosphate (dNTPs)

<u>Fa. Quiagen, Hilden</u>

DNA-Gel-Extraktion-Kit QIAEX II

<u>Fa. Roth, Karlsruhe</u>

Agarose

<u>Fa. Schuchardt, Hohenbrunn</u>

N-lauroylsarcosine, Maleinsäure

<u>Fa. Virotech, Rüsselsheim</u>

Elisa-Kit für HSV-1 IgM und IgG

3.1.4 Puffer und Lösungen

Lösungen für die Gelelektrophorese:

<u>TAE-Laufpuffer (50x) für Agarosegele</u>

Tris-Acetat	2 M
Natriumacetat	1 M
EDTA	50 mM

<u>Ladepuffer für DNA-Agarosegele (6x)</u>

Bromphenolblau	0,1%
Xylencyanol	0,1%
Glycerin	30%

Lösungen zum Southern-Blotting:

<u>Denaturierungspuffer</u>

NaOH	0,4 M
NaCl	3 M

<u>Transferpuffer</u>

NaCl	3 M
NaOH	8 mM
Sarkosyl	2 mM

<u>Neutralisierungspuffer (2x): 1 M Phosphatpuffer pH 6,8</u>

$Na_2HPO_4-2H_2O$	40,4 g/l
$NaH_2PO_4-H_2O$	24,2 g/l

<u>TE-Puffer</u>

Tris pH 8,0	10 mM
EDTA pH 8,0	1 mM

Lösungen zur Hybridisierung:

Prähybridisierungspuffer

SSC	5x
SDS	0,02 % (w/v)
N-Iauroyisarcosin	0,1% (w/v)
Blocking-Lösung aus DIG-Kit	1 %

Waschlösung 1

SSC	2x
SDS	0,1%

Waschlösung 2

SSC	0,1x
SDS	0,1 %

SSC-Puffer

NaCl	3 M
NaCitrat	0,3 M

Lösungen zur DIG-Detektion

DIG-I Waschpuffer

Maleinsäure	0,1 M
NaCl	0,15M

Wurde bei 20°C mit Natriumhydroxid-Plätzchen auf pH 7,5 eingestellt und autoklaviert.

DIG-II Blocking-Lösung (1x)

    10 % Blocking-Lösung in DIG-1 (aus Boehringer DIG-Kit)

DIG-III Detektionspuffer

Tris-HCL	0,1 M
NaCl	0,1 M
$MgCl_2$	50 mM

Wurde bei 20° C auf pH 9,5 eingestellt und autoklaviert.

Färbelösung

    NBT/X-Phosphat

    (aus dem Detektionskit) in DIG III

Diese Lösung wurde immer frisch hergestellt, sofort auf die Membran gebracht und ins Dunkle gestellt. Wasser wurde über eine Hochleistungsionenaustauschanlage (MilliQ) gereinigt. Puffer und Lösungen wurden je nach Erfordernis 30 min bei 121 C autoklaviert.

3.1.5 Virus

VZV für Negativ-Kontrolle: Stamm Webster; ATCC, Rockville, MD, USA
HSV-1 für Positiv-Kontrolle: Stamm F; Roizman, Chikago, IL, USA

3.2 Methoden

3.2.1 Klinik

3.2.1.1 Probandenkollektiv

Es wurden 100 Abstriche von 20 Probanden untersucht, die sich im Rahmen der Studie einem zahnärztlichen Eingriff von circa einer Stunde Dauer unterzogen haben. Zwölf der Probanden waren weiblich, acht männlich. Das Alter lag zwischen 17 und 75 Jahren.

3.2.1.2 Probengewinnung Oralschleimhaut

In einem Zeitraum von sechs Tagen wurden pro Person fünf Abstriche der oralen Mukosa entnommen:

1 Probe: ein Tag vor dem zahnärztlichen Eingriff

2 Probe: unmittelbar vor dem zahnärztlichen Eingriff

3 Probe: unmittelbar nach dem zahnärztlichen Eingriff

4 Probe: zwei Tage nach dem zahnärztlichen Eingriff

5 Probe: fünf Tage nach dem zahnärztlichen Eingriff

Dabei wurde mit sterilen Wattestäbchen ein Abstrich des Vestibulums, des Palatums, des Sublingualraumes, des Planum buccale und der Lippen des Probanden genommen. Der Abstrich wurde in ca. 300 µl PBS (pH: 7,0 – 7,2) ausgedrückt, in Eppendorfgefäßen bei 4 – 8 ° C transportiert und darauf bei – 70 ° C tiefgefroren.

3.2.1.3 Blutproben

Von jedem Probanden wurden 6 ml Venenblut entnommen, das zur Verhinderung der Blutgerinnung in EDTA transportiert und anschließend sofort zentrifugiert wurde. Das Serum wurde bei - 20 ° C bis zur Testung gelagert.

3.2.2 Molekularbiologie

3.2.2.1 Probenaufbereitung

Um die Virus-DNA aus den Schleimhautzellen zu extrahieren und zu denaturieren, wurden die in PBS aufgenommenen Abstrichproben bei Zimmertemperatur aufgetaut und für 10 min auf 95 ° C erhitzt. Um eine Renaturierung zu verhindern, wurden die Proben sofort für einige Minuten auf 0 ° C gekühlt. Zur Entfernung des unlöslichen Materials (Watte, Nahrungsreste, Blut) wurden die Eppendorfgefäße für 5 sec bei 10000 rpm zentrifugiert.

3.2.2.2 Polymerase-Ketten-Reaktion (HSV-1-PCR)

Die PCR wurde unter standardisierten Reaktionsbedingungen durchgeführt. Es wurden HSV-1-gB-spezifische Primer und die dazugehörigen Reaktionsansätze verwendet (Tab. 1). Die Ampflifikation wurde mit geringen Modifikationen nach Pohl-Koppe et al. (1992) und Knaup et al. (2000) durchgeführt.

Tab. 1)   Primer-Sequenzen für Standard- und Nested- HSV-1-PCR

Primer HSV-1	Sequenz
Outer Primer A1	5' CAG AAC TAC ACG GAG GCG ATC 3'
Outer Primer A2	5' TCC CCA TAA ACT GGG AGT AGC 3'
Inner Primer B1	5' GCG GTG GTC TTC AAG GAG AAC 3'
Inner Primer B2	5' CGG TGG CCG AAC CAC ACC TGC 3'

Reaktionsansatz (Mastermix): Volumen 45 µl

Inhalt:
        1) Albumin (BSA) (Endkonz.: 5 µg / 50 µl)

        2) 1x buffer biotherm

        3) MgCl2 (Endkonz.: 1,5 mM)

        4) Taq Bio Therm Polymerase (Endkonz.: 2,5 U / 50 µl)

        5) dNTPs (20 mM jeweils)

        6) PrimerMix (Endkonz.: 50 pmol / 50 µl)

Es wurden 5 µl der aufbereiteten Patientenproben zu 45 µl Mastermix gegeben und dies mit Mineralöl überschichtet. Darauf wurde die Amplifikation begonnen.

Standard-PCR (HSV-1)

Zyklus:

- Initale Denaturierung: 5 min bei 94 ° C
- Annealing: 30 sec bei 60 ° C
- Elongation: 1 min bei 72 ° C
- Aufschmelzen: 30 sec bei 94 ° C

Die Schritte wurden 40-mal wiederholt um ein 136 bp langes HSV-1-DNA-Segment zu amplifizieren.

Nested-PCR (HSV-1)

Nach Beendigung der Standard-PCR wurden 5 µl des Standard-PCR-Ansatzes zu 45 µl Mastermix mit inner Primern B1 und B2 gegeben.

Zyklus:

- Initiale Denaturierung: 5 min bei 94 ° C
- Annealing: 30 sec bei 60 ° C
- Elongation: 105 sec bei 72 ° C
- Aufschmelzen: 30 sec bei 94 ° C

Die Schritte wurden 27-mal wiederholt, um ein 95 bp Fragment zu amplifizieren.

Die Patientenproben, die kurz nach oder während einer akuten Herpes-Effloreszenz entnommen wurden, wurden zunächst mit Standard-PCR-Technik untersucht. Bei negativem Ergebnis erfolgte die Amplifikation mit Nested-PCR. Die restlichen Proben wurden nach einem Zufallsprinzip codiert und direkt mit Nested-PCR untersucht.
Als Negativkontrolle wurde demineralisiertes Wasser verwendet. Positiv-Kontrollen wurden mit DNA vom HSV-1-Stamm F aus laboreigener Zellkultur durchgeführt.

3.2.2.3 Gel-Elektrophorese

Es wurde ein 1,6-%iges Agarose-Gel benutzt, wobei der Versuchsaufbau der vertikalen Submarinetechnik entsprach. Die Probentaschen wurden mit 6 µl amplifizierter Probe und 2 µl Ladepuffer gefüllt. Als Längenstandard wurde 0,7 µl Basenmarker (Gene Ruler^{TM} 100bp DNA Ladder, MBI Fermentas) verwendet. Für den Gellauf wurde eine Spannung von 125 V für ca. 30 min angelegt. Das Anfärben der amplifizierten DNA erfolgte mit dem intercalierenden Fluoreszenzfarbstoff Ethidiumbromid (5 – 10 min in 0,5 µg/ml EtBr-Lösung).

Die Banden wurden mit einer UV-Lampe der Wellenlänge 302 nm visualisiert und dokumentiert.

3.2.2.4 HSV-1 Southern Blotting

Unter UV-Licht wurden die DNA-Bande aus dem Agarosegel herausgeschnitten.

1. Denaturierung

Um die Doppelstränge der DNA zu trennen, wurden - vor dem Transfer auf die Nylonmembran - die DNA-haltigen Gelstücke zweimal für je 30 min in Denaturierungspuffer bei 21 ° C inkubiert. Die Gelstücke wurden für ca. 15 min in Southern Transfer Puffern geschwenkt, danach die einzelsträngige DNA mit Hilfe des S&S Turbo Blotters alkalisch auf eine Nylonmembran transferiert. Die Nylonmembran wurde gleichzeitig in destilliertem Wasser angefeuchtet. Der Turbo Blotter wurde folgendermaßen beschickt: 20 dicke Filterpapierblätter, 4 dünne Blätter und ein dünnes, in Transferpuffer angefeuchteten Blatt. Die angefeuchtete Nylonmembran wurde darauf gelegt und mit den feuchten Gelstücken bestückt. Dabei ist darauf zu achten, dass Luftblasen vermieden werden. Die Schichtung wurde um 3 im Puffer genässte dünne Filterpapiere ergänzt. Den Abschluss bildete ein großes Filterpapierblatt. Die Enden dieses Papierblattes reichten auf beiden Seiten in eine mit Transferpuffer gefüllte Wanne, um die Kapillarkräfte während des Blottens aufrecht zu erhalten. Schließlich wurde eine zum Blotter gehörige Deckpappe (Wick Cover) aufgelegt.

2. Neutralisierung

Nach 70 min wurde der Transfervorgang gestoppt und die Nylonmembran für 5 min in Neutralisationspuffer gelegt und gewaschen.

3.Cross-linking und Trocknung

Die Membran wurde zur DNA-Fixierung für einige Minuten unter UV-Licht gelegt und zusätzlich bei 80 ° C für 20 min im Heissluftschrank getrocknet.

4. Prähybridisierung

Die Inkubation der geblotteten Nylon-Membran fand für 60 min in Vorhybridisierungslösung bei 68 ° C im Wasserbad statt. Um die Doppelstränge der Sonden-DNA zu trennen, wurden pro Membran 12 µl Sonde in 12 ml Prähybridisierungslösung gegeben und für einige Minuten aufgekocht.

5. Hybridisierung

Die Hybridisierung der DNA erfolgte bei leichtem Schwenken mit digoxygenin-markierter DNA-Sonde und vollzog sich in einem Wasserbad bei 68 ° C für 16 – 24 Stunden. Bei der DNA-Sonde handelte es sich um eine Plasmid-DNA, die die komplementäre HSV-1-gB-Sequenz enthielt.

6. Waschung

Um die nicht gebundene DNA-Sonde zu entfernen, erfolgte eine intensive Waschung in den Waschlösungen 1 (2 x 5 min) und 2 (2 x 15 min) bei 68 ° C im Wasserbad und niedriger Salzkonzentration.

3.2.2.5 HSV-1 Detektion

Die Detektion wurde in Anlehnung an die Beschreibung des DIG DNA Labeling and Detection Kit der Firma Boehringer durchgeführt.

Detektionsschritte:

1) Die Membran wurde nach dem Waschen für 1-5 min bei 21° C in DIG I äquilibriert.
2) Es wurde bei 21° C für 30 min eine Inkubation in DIG II durchgeführt.
3) Anti-DIG-AP Konjugat wurde im Verhältnis 1:5000 in DIG II Blocking-Lösung verdünnt, zur Membran gegeben und der Blot bei 21° C für 30 min inkubiert.
4) Die Membran wurde darauf 2 x 15 min in DIG I gewaschen und anschließend 2-5 min in DIG II äquilibriert.
5) Die Detektion mit der Färbelösung erfolgt im Dunkeln und dauerte 5-16 Stunden. Dabei wurde die Membran nicht geschwenkt.
6) Durch Waschen der Membran in H_2O wurde die Reaktion gestoppt. Dies erfolgte nach Erreichen der gewünschten Farbintensität.
7) Die Membran wurde getrocknet, zur Aufbewahrung in Klarsichtfolie eingeschweißt und die Ergebnisse wurden dokumentiert.

3.2.2.6 Herstellung der digoxygeninmarkierten HSV-1 DNA-Sonde

Unmarkierte Nukleotide und Plasmid-DNA (genomische DNA zur Stabilisierung) wurden für die Standard-PCR mit dem Outer-Primer-Mix benutzt. Nach Amplifikation des DNA Segments (136 bp) wurden 5 µl diese Reaktionsansatzes in 45 µl eines neuen Reaktionsansatz gegeben und durch Nested-PCR amplifiziert.

Dieser Reaktionsansatz zeichnete sich durch einen Inner-Primer-Mix und digoxygeninmarkierten DNA Nukleotiden aus. Die nun amplifizierten DNA Segmente (95 bp) bestanden aus DNA-Strängen, deren Adenosinphosphat mit Digoxygenin markiert waren. Durch eine Hybridisierung mit HSV DNA wurde die HSV-Spezifität kontrolliert und durch das Detektionsverfahren sichtbar gemacht.

Die Gewinnung der Sonde erfolgte aus den Reaktionsansätzen der PCR.

Dazu wurden die Reaktionsansätze mit 96%-igem Ethanol vermischt. Die Ausfällung der DNA erfolgte bei -80° C für 30 min. Darauf wurde die Mischung für 15 min bei -4° C mit 12000 rprn zentrifugiert, das überschüssige Ethanol abgeschüttet und 40 µl TE-Puffer dazu pipettiert.

Die Agarose-Gel-Elektrophorese erfolgte in oben beschriebener Weise.

Die DNA Gel-Extraktion wurde in Anlehnung an das Protokoll des QIAEX II DNA Extraction Kit (Quiagen) durchgeführt:

Nach der Fluoreszenzfärbung wurde die HSV-DNA-spezifische Bande aus dem Gel geschnitten und das Gewicht bestimmt. Abhängig von dem Gewicht wurde Solubilisations-Puffer dazugegeben (300 µl QX1 pro 100 mg Gel).

Anschließend wurden DNA-bindende QIAEX-Silica-Kügelchen hinzugegeben (15 µl pro 200 mg Gel) und es erfolgte eine Inkubation bei 50° C für 10 min im Thermomixer. Um die Bindungsfähigkeit zu erhöhen, wurde die Suspension alle 2 min gevortext und ein pH-Wert < 7,5 angestrebt. Die Suspension wurde dann für 60 sec bei 14000 rpm zentrifugiert und der Überstand mit der Pipette entfernt. Durch zweimaligen Waschungen und Zentrifugation mit QX2 (500 µl) und QX3 (Waschpuffer und Ethanol 96%-ig: 500 µl) wurde übrig gebliebene Agarosereste gelöst, mit der Pipette entfernt und die Silica-Pellets getrocknet. Um die DNA zu lösen wurden 40 µl TE-Puffer dazugegeben. Nach 10 min wurde die Lösung für 1 min zentrifugiert (14000 rpm). Der daraufhin sichtbare Überstand enthielt die Sonden-DNA und wurde in einem Eppendorfgefäß eingefroren bzw. als Sonde für die Hybridisierung benutzt.

Die Konzentration der DNA-Sonde wurde mit Hilfe einer Quantifizierung bzw. einer Verdünnungsreihe bestimmt, indem ihre Farbintensität nach der Detektion mit den angefertigten Verdünnungskonzentrationen der Farblösung aus dem Labeling-Kit auf der Nylonmembran abgeglichen wurde. Die angefertigte Sonde war 10^3 -10^4 fach konzentriert. Für die oben genannte Hybridisierung wurde 1 µl der Sonde pro 1 ml Prähybridisierungslösung eingesetzt.

3.2.2 Serologie

3.2.3.1. HSV-ELISA

Mit dem Einsatz eines HSV-ELISA wurden im Serum der immunkompetenten Probanden HSV-1-spezifische Antikörper (HSV-1-IgG) nachgewiesen.

10 µl des jeweiligen Patientenserums wurden in jeweils 1 ml Verdünnungspuffer aufgenommen, das im ELISA-Kit mitgeliefert wurde. Mit Proteinen und Methiolat stabilisiertes Humanserum diente als primärer Antikörper für die positive Kontrolle. Ein Schaf-anti-Humanimmunglobulin-AK, welcher mit Meerrettich-Peroxidase konjugiert war, wurde als sekundärer Antikörper (Konjugat) verwendet. Die Serumverdünnung wurde in die Reaktionsnäpfchen pipettiert und für 30 min bei 37 ° C in einer feuchten Kammer inkubiert. Anschließend wurden die Ansätze viermal mit jeweils 350 µl der Waschlösung gewaschen (PBS mit Tween 20 und Methiolat). Nach Entfernung der Waschlösung, erfolgte die Zugabe von 100 µl der gebrauchsfertigen Konjugate und eine Inkubation von 30 min bei 37 ° C. Durch viermaliges Waschen wurde die Konjugationsinkubation beendet. Darauf erfolgte die Zugabe von 100 µl TMB-Substratlösung in jede Vertiefung und eine Inkubation bei 37 ° C über 30 min im Dunkeln. Es wurde je 50 µl Citrat-Stopplsg. in die Vertiefungen pipettiert um die Farbentwicklung zu beenden. Anschließend wurde im Mikrotiterplattenphotometer die Extinktion bei 450 und 620 nm gemessen.

4. Ergebnisse

4.1 HSV-1-Rekrudeszenzen

Das Studiendesign ist so angelegt, dass die Hälfte der Probanden in der Vergangenheit Symptome einer klinischen Herpesreaktivierungen (= HSV-1-Rekrudeszenzen) aufgewiesen haben und die andere Hälfte der Probanden nicht. Dies entspricht in der vorliegenden Studie einem Verhältnis von zehn Probanden mit HSV-1-Rekrudeszenzen und zehn Probanden ohne HSV-1-Rekrudeszenzen.

4.2 HSV-1- Serologie

Am Anfang der Untersuchung wurden alle Probanden mit Hilfe eines ELISA auf HSV-1- Antikörper (HSV-1-IgG) untersucht. Dabei zeigten sechzehn Probanden eine positive und vier Probanden eine negative HSV-1-Serologie. Die Probanden mit einer negativen HSV-1-Serologie zeigten erwartungsgemäß keine HSV-1-Rekrudeszenzen in der Vergangenheit.

4.3 HSV-1-PCR

Bezüglich der Korrelation zwischen der HSV-1-Serologie der Probanden und dem HSV-1-DNA Nachweis mittels PCR zeigte sich, dass die vier Probanden mit einer negativen HSV-Serologie - wie erwartet - auch kein positives Ergebnis in der HSV-PCR besaßen.

Ferner zeigte sich bei neun Probanden mit positiver HSV-Serologie ebenfalls ein negatives Ergebnis in der HSV-1-PCR und damit auch ein negativer HSV-1-DNA-Nachweis.

Bei sieben Probanden mit positiver HSV-Serologie zeigte sich in dem Beobachtungszeitraum ein positives Ergebnis in der HSV-PCR und damit ein positiver HSV-DNA-Nachweis.

Zwei Probanden dieser Gruppe zeigten keine HSV-1-Rekrudeszenzen, wohingegen fünf HSV-1-Rekrudeszenzen in der Vergangenheit zeigten.

Tab.4.1) Korrelation zwischen dem Vorhandensein klinischer Symptomatik und den Ergebnissen der HSV-1-Serologie (HSV-1-IgG) und der HSV-1-PCR

Probanden	Rekrudeszenzen	HSV-1-Serologie (HSV-1-IgG)	HSV-1-PCR
1	positiv	positiv	positiv
2	positiv	positiv	negativ
3	positiv	positiv	positiv
4	positiv	positiv	positiv
5	positiv	positiv	negativ
6	positiv	positiv	positiv
7	positiv	positiv	negativ
8	positiv	positiv	negativ
9	positiv	positiv	negativ
10	positiv	positiv	positiv
11	negativ	negativ	negativ
12	negativ	positiv	negativ
13	negativ	negativ	negativ
14	negativ	positiv	negativ
15	negativ	positiv	positiv
16	negativ	positiv	positiv
17	negativ	negativ	negativ
18	negativ	negativ	negativ
19	negativ	positiv	negativ
20	negativ	positiv	negativ

Die Tabelle 4.2 zeigt die wichtigsten Ergebnisse der HSV-1 Untersuchung in Bezug auf die Studienpopulation. So sind hier die Ergebnisse des HSV-1-DNA Nachweises mittels PCR und Elisa und die Zeitpunkte der Probenentnahme in Bezug auf die zahnärztliche Behandlung zusammengefasst. Ferner differenziert die Darstellung ob es sich um klinische oder subklinische Reaktivierungen handelt.

In dem Untersuchungszeitraum wurde bei 7 von 20 Probanden HSV-1-DNA detektiert und 18 von 100 Proben waren HSV-1-DNA positiv (18%).

Tab.4.2) HSV-1-DNA Nachweis mittels PCR und Elisa in Bezug auf die
Studienpopulation und den zeitlichen Abstand zu der zahnärztlichen Behandlung

Probanden		HSV-1-DNA Nachweis mittels PCR und Elisa im Verlauf zahnärztlicher Behandlungen (über 1h)				
		1d vorher	direkt zuvor	direkt nach	2d danach	5d danach
1	Mit Rekrudeszenzen	negativ	negativ	negativ	positiv	positiv
2		negativ	negativ	negativ	negativ	negativ
3		negativ	negativ	negativ	positiv	positiv
4		negativ	negativ	negativ	positiv	positiv
5		negativ	negativ	negativ	negativ	negativ
6		negativ	positiv	positiv	positiv	positiv
7		negativ	negativ	negativ	negativ	negativ
8		negativ	negativ	negativ	negativ	negativ
9		negativ	negativ	negativ	negativ	negativ
10		negativ	negativ	negativ	positiv	positiv
11	Ohne Rekrudeszenzen	negativ	negativ	negativ	negativ	negativ
12		negativ	negativ	negativ	negativ	negativ
13		negativ	negativ	negativ	negativ	negativ
14		negativ	negativ	negativ	negativ	negativ
15		negativ	negativ	negativ	positiv	positiv
16		negativ	positiv	positiv	positiv	positiv
17		negativ	negativ	negativ	negativ	negativ
18		negativ	negativ	negativ	negativ	negativ
19		negativ	negativ	negativ	negativ	negativ
20		negativ	negativ	negativ	negativ	negativ

- negative Ergebnisse in rot
- positive Ergebnisse ohne klinische Symtomatik in grün
- positive Ergebnisse mit klinischer Symtomatik in blau

Auffällig ist, dass sich bei dreizehn Probanden in sämtlichen fünf Probenentnahmen keine HSV-1 DNA nachweisen ließ. Fünf dieser Probanden gehörten zu der Gruppe mit Rekrudeszenzen, acht zu der Gruppe ohne Rekrudeszenzen in der Vergangenheit.

Bei zwei Probanden zeigten sich vier positive HSV-1-DNA Nachweise und zwar direkt vor und direkt nach der zahnärztlichen Behandlung, sowie zwei Tage und fünf Tage später. Einer dieser Probanden gehörte zu der Gruppe mit Rekrudeszenzen, der andere zu der Gruppe ohne Rekrudeszenzen in der Vergangenheit.

Bei fünf Probanden zeigten sich zwei positive HSV-1-DNA Nachweise und zwar sowohl zwei als auch fünf Tage nach der zahnärztlichen Behandlung. Einer dieser Probanden gehörte zu der Gruppe ohne Rekrudeszenzen, die anderen vier zu der Gruppe mit Rekrudeszenzen in der Vergangenheit. Wichtig ist in diesem Zusammenhang, dass sich bei zwei von ihnen auch in dem vorliegendem Untersuchungszeitraum klinische Reaktivierungen zeigten.

4.4 Auswertung einer HSV-Nested-PCR mit anschließender Hybridisierung unter Anwendung einer DIG-markierten-DNA-Sonde

Mit dem aufgeführten Protokoll soll die Grundlage der Auswertung präsentiert und erläutert werden. Die Auswertung der Ergebnisse wird damit nachvollziehbar und die Wahl der Methode transparenter.

Die Abbildungen 4.1 und 4.2 zeigen beispielhaft die Ergebnisse einer für die Patientenproben X, Y und Z durchgeführten HSV-Nested-PCR mit anschließender Hybridisierung unter Anwendung einer DIG-markierten-DNA-Sonde.

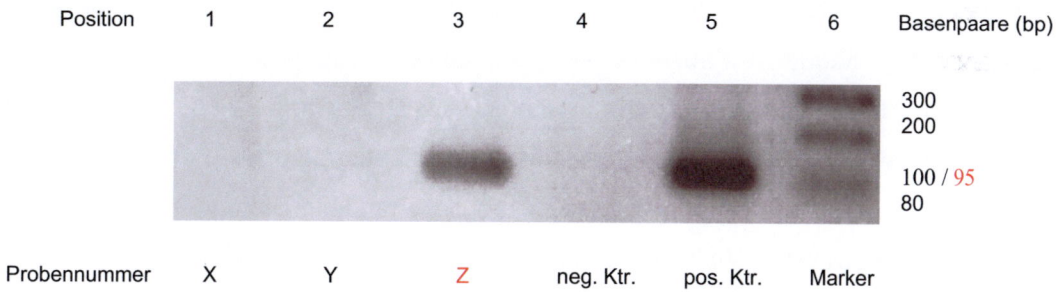

Abb.4.1: Gel-Fotographie zum Nachweis der Amplifikationsprodukte einer HSV-Nested-PC mit 100 bp-DNA-Marker nach Agarosegelelektrophorese und Ethidiumbromidfärbung

In Slot- Position sechs ist die Aufteilung eines 100 bp-DNA-Marker in drei Fragmente zu sehen, die den Längen 300 bp, 200 bp, 100 bp / 80 bp entsprechen.

In Slot- Position fünf befindet sich die Positiv-Kontrolle, die eine deutliche Bande auf der Höhe von etwa 95 bp zeigt. Slot-Position vier entspricht der Negativ-Kontrolle mit demineralisiertem Wasser.

Da die Positiv-Kontrolle positiv ist und die Negativ-Kontrolle keine Bande zeigt, ist der PCR-Ansatz als verwendbar und die Versuchsdurchführung als kontaminationsfrei zu bezeichnen.

Auf den Slot-Positionen eins, zwei und drei befinden sich Patienenproben X, Y und Z. Das Amplifikationsprodukt der Probennummer Z auf Slot-Position drei zeigt eine deutliche Bande auf der Höhe von etwa 95 bp. Es ist daher anzunehmen, dass diese Patientenprobe HSV-DNA enthält, da die durch die Nested-PCR amplifizierten HSV-1-DNA Fragmente auf der Höhe von etwa 95 bp vermutet werden. Im Umkehrschluss ist davon auszugehen, dass die Patientenproben X und Y keine HSV-DNA enthält, da auf Slot-Position eins und zwei keine Bande vorliegt.

Um die Sensitivität noch weiter erhöhen zu können, wurde nach der HSV-1 Amplifikation eine Hybridisierung durchgeführt. Hierfür wurde eine spezifische HSV-1-DNA-Sonde verwendet, die durch die PCR mit digoxygenin-markierten Nukleotiden hergestellt wurde. Der Vorteil einer solchen Sonde ist, dass sie keine überlappenden Sequenzen aufweist. Aufgrund dieser Tatsache ist sie sehr spezifisch und kann damit zur Verifizierung der PCR-Ergebnisse eingesetzt werden beziehungsweise zum Nachweis spezifischer Amplifikationsprodukte dienen.

Die mit der Farblösung des Detektionsverfahrens behandelte Blotting–Membran wird wie folgt ausgewertet (Abb. 4.2): Die Belegung der Positionen eins bis sechs entspricht der Gel-Fotographie in Abb.4.3. Der deutliche Nachweis der spezifischen Amplifikationsprodukte auf Position drei und fünf bestätigen die Aussage der Gel-Fotographie und damit den Nachweis der HSV-DNA in der Patientenprobe Z und der Positiv-Kontrolle.

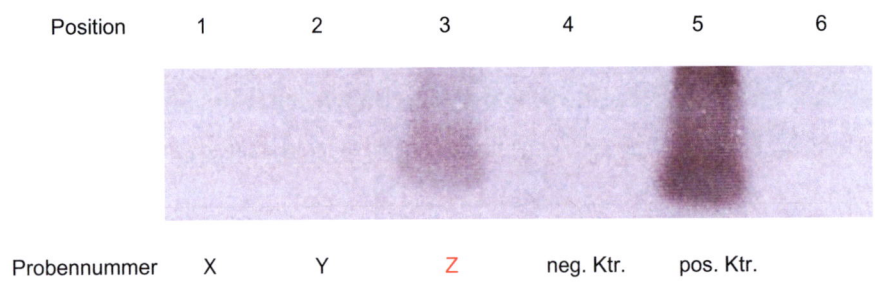

Abb. 4.2: Nachweis spezifischer Amplifikationsprodukte nach Hybridisierung mit DIG-markierter-DNA-Sonde

5. Diskussion

5.1 Untersuchungsdesign

Ziel der vorliegenden Studie ist es aufzuklären, inwieweit die zahnärztliche Tätigkeit als Triggerfaktor für klinische und subklinische Reaktivierung des HSV-1 in der Mundhöhle bei immunkompetenten Personen zu werten ist. Ferner soll in diesem Zusammenhang aufgezeigt werden, ob Interdependenzen zwischen der Reaktivierungshäufigkeit und anamnestischen Rekrudeszenzen (= klinische Reaktivierungen) vorliegen.

Die Studienpopulation bestand aus zwanzig Probanden, bei denen über ein Zeitraum von sieben Tagen - in festgelegten Abständen - fünf Abstriche der oralen Mukosa untersucht wurden. Eine einmalige Probenentnahme zu einem beliebigen Zeitpunkt, wie bei Tateishi et al. (1994), würde der Zielsetzung nicht gerecht werden.
Als Indikator für subklinische Reaktivierungen wurde bei den seropositiven Probanden HSV-1-DNA detektiert; wobei sich neben den rein summativen Unterschieden auch Unterschiede bezüglich der Frequenz der Reaktivierungsreaktionen feststellen ließen.
Zeiträume und Probandenzahl scheinen ausreichend zu sein, um Tendenzen der Reaktivierungshäufigkeit aufspüren zu können.

Im Folgenden soll unter Bezugnahme auf den Pathomechanismus der Reaktivierung von HSV-1 diskutiert werden, ob die Methodik der Probenentnahme und der Diagnostik der Fragestellung gerecht werden.
Um in diesem Zusammenhang eine besser Übersichtlichkeit in der argumentativen Auseinandersetzung zu gewährleisten, wird zuerst die diagnostische Methode der Polymerase-Ketten-Reaktion (PCR) im Allgemeinen betrachtet.

5.1.1 Methodik der PCR – allgemeiner Teil –

Zum HSV-1-Nachweis, wurde die Polymerase-Ketten-Reaktion (PCR) in Form einer HSV-1- PCR angewendet.

Die Polymerase-Ketten-Reaktion (Mullis et al., 1987) wird in der molekular-biologischen Forschung und Diagnostik gegenwärtig zu den Standardmethoden gezählt und hat aufgrund der Vorteile wie Schnelligkeit, Sensitivität und Noninvasivität eine breite Anwendung gefunden.

In den letzten Jahren hat sie sich entscheidend gegen andere Methodiken und besonders gegen die zeit- und materialintensiveren Zellkulturverfahren durchgesetzt (Coyle et al., 1999; Kimura et al., 1990; Madhavan et al., 1999; Safrin et al., 1997).

Es besteht die Möglichkeit, direkt aus dem Abstrichmaterial geringste Mengen von Virusgenomen oder –transkripten zu amplifizieren und zu entschlüsseln.

Da die Standard-PCR und besonders die Nested-PCR - wegen der doppelten Amplifikation - eine sehr hohe Sensitivität aufweisen, können auch kleinste DNA-Mengen bis zu ca. 60 Molekülen (Institutseigene Berechnung) detektiert werden.

So ist innerhalb weniger Stunden z.B. der sichere Nachweis von HSV-1-DNA möglich.

Um die erhöhte Gefahr einer Kontamination von Proben und Lösungen bei der PCR zu minimieren, wurden alle empfohlenen Richtlinien für die Arbeitshygiene genau eingehalten. Dazu gehörte das Arbeiten unter einer PCR-Sterilbank, die Desinfektion u. UV-Bestrahlung der Arbeitsfläche nach jedem PCR-Ansatz, das Abfüllen von separaten frischen Lösungen in kleinsten Mengen und die Benutzung von Filterpapierpipettenspitzen. Dass die Nachweisrate nicht durch falsch positive Ergebnisse zustande gekommen ist, konnte durch die entsprechenden Positiv- und Negativ-Kontrollen ausgeschlossen werden. Die negativen PCR-Ergebnisse der seronegativen Probanden untermauern die Aussagekraft der Nachweisrate zusätzlich.

Hierbei ist es wichtig zu erwähnen, dass die Untersuchung als einfache Blindstudie durchgeführt wurde. Dies bedeutet, dass zum Zeitpunkt der mikrobiologischen Untersuchung weder die serologischen noch klinischen Befunde der kodierten Proben bekannt waren. Eine Ausnahme bildeten dabei die Patientenproben, die während einer akuten Herpes-Effloreszenz entnommen wurden.

Diese wurden zunächst mit HSV-1 Standard-PCR untersucht und bei negativem Ergebnis erfolgte die Amplifikation mit Nested-PCR. Dieser Schritt diente ebenfalls dazu die Gefahr einer Kontamination zu minimieren.

5.1.2 Zusammenhang zwischen Pathomechanismus der Reaktivierung von HSV-1 und diagnostischer Methodik

Nach der Primärinfektion findet man episomale Virusgenome in den Neuronen der Ganglien (Trigeminus- und Ciliarganglien).

Nach der Reaktivierung wird das Virus über den axonalen Transport periodisch in die Peripherie transportiert. Dadurch sind subklinische Mikrofoki viraler Infektion im Epithel vorhanden und lokale Immun- und Abwehrmechanismen eliminieren oder kontrollieren die Infektion.

Lokale Veränderungen, zum Beispiel durch Triggerfaktoren im Epithel hervorgerufen, erlauben die virale Replikation und unterdrücken zeitweise die lokale Abwehr z.B. über Prostaglandin als Mediator. Aus diesem Grund entwickeln sich Mikrofoki dann zu sichtbaren Läsionen (Oakley et al.; 1997).

Die oft schnelle, innerhalb von Stunden ablaufende Reaktivierung von HSV-1 nach der Einwirkung von Triggerfaktoren (z.B. Sonnenbestrahlung) erklärt sich durch die Haut-Reizungs-Theorie der HSV-1-Reaktivierung (Hill und Blyth; 1976).

Dabei wird nicht nur eine ganglionäre Quelle, sondern immer wieder auch ein epitheliales „Zwischenlager" von latentem HSV postuliert.

Rones et al. (1983) bestätigten mit in-vitro-Kultivierungen, dass Fibroblasten und Epithelzellen sensitiv oder permissiv für HSV-1 sind und sich somit als Reservoir für das Virus eignen. Die Zellen der vestibulären und lingualen, sowie palatinalen Gingivalsäume werden dabei als Latenzort beschrieben (Amit et al.; 1992) und besonders in der keratinisierte Schleimhaut treten bei immunkompetenten Personen intraorale Läsionsrezidive auf (Bickel et al.; 1996; Eisen; 1998). Dadurch erscheint der Abstrich des labialen Vestibulums, des Planum buccale, des Sublingualraumes und des Palatums besonders geeignet zur Probenentnahme zu sein. Dies ermöglicht schnell, nicht invasiv und doch effektiv Probenmaterial zu gewinnen und diese für die Diagnostik zu verwenden.

HSV-DNA kann mit der PCR im Falle einer Läsion in allen klinischen Stadien und in den Hautzellen nachgewiesen werden (Nahass et al., 1995; Safrin et al., 1997). Ferner ist ein Nachweis von Virus-DNA mit Hilfe der PCR im Speichel möglich, so dass sich dieses Verfahren zur diagnostischen Auswertung ebenfalls eignet (Kameyama et al., 1988 und 1989; Lee et al., 1996; Nakao, 1997; Robinson et al., 1992; Tateishi et al., 1994; Youssef et al., 2002).

Die in der vorliegenden Studie verwendete HSV-1 PCR wurde zur Diagnostik einer Herpes simplex-Virus-Enzephalitis bereits von Pohl-Koppe et al. (1992) und zur Diagnostik von subklinischen Reaktivierungen im Speichel von Knaup et al. (2000) beschrieben. Es wurden die Primer-Sequenzen sowie die Reaktionsbedingungen von Knaup et al. (2000) übernommen.
Um die Sensitivität noch weiter erhöhen zu können, wurde nach der HSV-1 Amplifikation eine Hybridisierung durchgeführt, die sehr spezifisch für die HSV-1-DNA ist. Hierfür wurde eine HSV-1-DNA-Sonde verwendet, die durch die PCR mit digoxygenin-markierten Nukleotiden hergestellt wurde (Knaup et al., 2000).

5.2 Frequenz der subklinischen und klinischen Reaktivierungen von HSV-1

Die Probandenauswahl entspricht einer Gruppe mit durchschnittlichem sozioökomischen Status (3 Probanden mit akademischem Abschluß; 12 Probanden mit abgeschlossener Lehre; 5 Probanden sind Lehrlinge in einem Ausbildungsberuf). Die Altersklasse liegt zwischen 17 und 75 Jahren. Zwölf der Probanden sind weiblich, acht männlich.

Das Studiendesign ist so angelegt, dass die Hälfte der Probanden in der Vergangenheit Symptome einer klinischen Herpesreaktivierungen (= HSV-1-Rekrudeszenzen) aufgewiesen haben und die andere Hälfte der Probanden nicht. Dies entspricht in der vorliegenden Studie einem Verhältnis von zehn Probanden mit HSV-1-Rekrudeszenzen und zehn Probanden ohne HSV-1-Rekrudeszenzen.

16 Probanden (80 %) sind HSV-1 seropositiv. Das entspricht den epidemiologischen Daten für eine Bevölkerungsgruppe mit gleichen Parametern.

62,5 % (10 von 16) der seropositiven Probanden hatten eine positive Herpes-Anamnese, d.h., sie berichten über klinische Rezidive in der Vergangenheit. Dies liegt über den in der Literatur angegebenen Werten, wo nur 20-40% der Seropositiven über klinische Rezidive berichten (Schneweis, 1992).

Die seronegativen Personen dienten gleichzeitig als Negativ-Kontrolle zur Beurteilung der Spezifität der Untersuchungsmethode. Diese liegt bei 100%, d.h., bei dieser Gruppengröße der Seronegativen wurde in keinem Fall und zu keinem Zeitpunkt HSV-DNA nachgewiesen.

Die Häufigkeit der klinischer Reaktivierungen lag bei Young et al. (1976) zwischen ein- und dreimal pro Jahr. In der vorliegenden Studie zeigten sich bei zwei der seropositive Probanden klinische Reaktivierungen nach zahnärztlicher Manipulation. Auffällig ist in diesem Zusammenhang, dass sich die Rekrudeszensen ausschließlich bei den Probanden zeigten, die auch in der Vergangenheit unter klinischen Reaktivierungen litten. In beiden Fällen lässt sich das Virus sowohl zwei Tage als auch fünf Tage nach der zahnärztlichen Behandlung zusätzlich mittels PCR nachweisen.

Knaup et al. (2000) konnte mittels PCR acht Tage nach klinischer Manifestation einer Läsion HSV-DNA im Speichel nachweisen, Whitley und Gnann (1993) für 7-10 Tage.

Ein wichtiges Ergebnis der Studie ist, dass zwei seropositiven Personen, denen in der Vergangenheit keine klinisch relevanten Reaktivierungen bekannt waren, in der laufenden Untersuchung subklinische Reaktivierungen aufwiesen. Die zeigt, dass bei einem nicht geringen Prozentsatz nur subklinische Reaktivierungen vermutet werden müssen. Allerdings muss darauf hingewiesen werden, dass keine klinischen oralen Inspektionen durchgeführt wurden, um jede, vielleicht nur kleinste Läsion zu entdecken.

In der vorliegenden Studie konnte keine signifikante Interdependenz zwischen der klinischen Rezidivanamnese, d.h. dem Auftreten oder Nichtauftreten von Herpes-Effloreszenzen in der Vergangenheit und den festgestellten subklinischen Reaktivierungen (Rekurrenzen) ermittelt werden.

Bei 30% (3 von 10) aller Probanden mit positiver HSV-1-Anamnese konnte HSV-1-DNA nachgewiesen werden. Dies war aber auch bei 33% (2 von 6) der seropositiven Pobanden ohne Effloreszenzen in der Vergangenheit möglich. Um eine klinisch bedeutsame Regelhaftigkeit zu finden, die eine negative Herpes-Anamnese mit seltener subklinischer Reaktivierung und damit auch geringer Kontagiosität verknüpft, wäre eine weitere Untersuchung mit einer großen Personenzahl nötig.

Auf der anderen Seite lässt sich allerdings doch bemerken, dass zwischen der absoluten Reaktivierungshäufikeit und der klinischen Rezidivanamnese eine Interdependenz besteht. Wenn man die Anzahl der Rekurrenzen und Rekrudeszenzen addiert, reaktivieren 50% (5 von 10) aller Probanden mit positiver HSV-1-Anamnese. Bei den seropositiven Pobanden ohne Effloreszenzen in der Vergangenheit sind dies nur 33% (2 von 6). Die symptomatische Reaktivierung scheint damit ein Indikator für eine höhere Wahrscheinlichkeit von Reaktivierungsprozessen zu sein.

Dieses Ergebnis wird auch durch eine Studie der Arbeitsgruppe Knaup et al. (2000) untermauert. Um die Interdepedenz zwischen Rekurrenz und Rekrudeszenz zu untersuchen, wurden Mundschleimhautabstriche von immunkompetenten Personen über einen Zeitraum von vier Monaten untersucht. Dabei zeigte sich, dass die Frequenz der Rekurrenzen bei den Probanden höher war, die auch an Rekrudeszenzen leiden. Eine Untersuchung von da Silva et. al. (2005) verneint diesen Zusammenhang.

Betrachtet man die Häufigkeit des HSV-1 DNA Nachweises und damit auch die Anzahl der subklinischen Reaktivierungen, so scheint das Ergebnis im Vergleich zu 2-9 % subklinischer Reaktivierungen bei Spruance et al. (1984); Wheeler (1988); Aurelian (1992); Whitley und Gnann (1993) sehr hoch zu liegen.

Dieser Unterschied lässt sich darin begründen, dass eine hochsensitive PCR verwendet wurde und nicht mit der klassischen Virusisolierung (Wheeler, 1988) gearbeitet wurde. Dass die hohe Nachweisrate durch falsch positive Nachweise zustande kommen könnte, konnte durch die entsprechenden Positiv- und Negativ-Kontrollen ausgeschlossen werden.

5.3 Triggerfaktoren einer HSV-1 Reaktivierung

Sowohl endogene als auch exogene Triggerfaktoren sind für eine Herpesreaktivierung zahlreich. Geschlechtsabhängig berichten weibliche Patienten häufig vom Auftreten von HSV-1-Rezidiven im Zusammenhang mit hormonellen Veränderungen (zum Beispiel Monatsblutungen). Geschlechtsunabhängig sind die häufigsten Faktoren Trauma, Stress (Spruance et al., 1977), Krankheit (Erkältung, Grippe, Fieber) (Spruance, 1992) und Sonne beziehungsweise UV-Bestrahlung (Fiddian et al., 1983; Spruance et al., 1984; Raborn et al., 1997).

So wurde zum Beispiel eine dreimonatige Studie über die Interdependenz der klinisch diagnostizierten Reaktivierungen, dem emotionalem Stress und dem Immunmechanismen der Probanden durchgeführt. Dabei wurde ein Zusammenhang zwischen emotionalem Stress und einem Anstieg von natürlichen Killerzellen und der Anzahl von Herpes-Rezidiven beobachtet.

Kameyama et al. (1988) untersuchten über einen Zeitraum von zwei Monaten asymptomatische Reaktivierungen bei gesunden Patienten im Vergleich zu oralchirurgisch sanierten und immunsupprimierten Patienten. Nach oralchirurgischen

Eingriffen wurde eine erhöhte subklinische Reaktivierungsrate von zwanzig Prozent festgestellt. Besonders bei Immunsupprimierten war die Reaktivierungsrate mit achtunddreißig Prozent deutlich erhöht.

Bei immunkompetenten Patienten war die Virus-DNA nur einen Tag nachweisbar, im Speichel chirurgisch behandelter Patienten dagegen bis zu fünf Tage lang.

Diese Arbeitsgruppe untersuchte ferner über einen Zeitraum von vier Wochen den Speichel von Patienten, die im Mund-, Kiefer-, Gesichtsbereich operiert wurden. Dabei liesen sich bei einunddreizig Prozent der seropositiven Personen HSV-1 als asymptomatische Reaktivierung nachweisen (Kameyama et al., 1989).

Hyland et al. (2007) konnten darüber hinaus zeigen, dass diese erhöhten Reaktivierungsraten nicht von dem direkten chirurgischen Trauma abhingen, sondern auch bei allgemeinen zahnärztlichen Tätigkeiten zu verifizieren waren. Neben den pathophysiologischen Manipulationen an den peripheren Endigungen des maxillären und mandibulären Astes des Nervus trigeminus postuliert die Arbeitsgruppe in diesem Zusammenhang den Faktor Stress als entscheidenes Kriterium.

Diese Aussagen stützten unsere Ergebnisse in vollem Umfang!

In der vorliegenden Studie zeigten zwei Probanden einen positiven HSV-1-DNA Nachweis direkt vor und direkt nach der zahnärztlichen Behandlung, sowie zwei Tage bzw. fünf Tage später. In der Untersuchung ein Tag vor der der Behandlung war der HSV-1-DNA Nachweis jedoch negativ. Ein mögliche Erklärung für diese Ergebnis ist in dem Faktor Stress zu suchen

Für den Bereich der Zahn-, Mund-, Kieferheilkunde sind diese Ergebnisse deshalb so von Interesse, da jede seropositive Person zu unterschiedlichen, klinisch nicht erkennbaren Zeitpunkten Virusüberträger für HSV-1 ist und damit ein ständiger Virusaustausch zu befürchten ist.

Erschwerend kommt noch hinzu, dass der emotionale Stress vor und während der Behandlung und die mechanische Reizung, die bei jeder zahnärztlichen Behandlung stattfindet, Triggerfaktoren für ein Herpesrezidiv sind. So ist der Zahnarzt verstärkter als vorher gefordert, eine möglichst angst- und schmerzfreie Behandlung mit geringer mechanischer Manipulation anzubieten.

5.4 Ausblick

Um eine statistische Absicherung der Reaktivierungsfrequenzen für HSV-1 zu bekommen, müsste eine Studie mit einem größeren Probandenkollektiv durchgeführt werden.

Zusätzlich wären Angaben zu eventuellen Infektionen, Sonnenexpositionen, Menstruation, Prüfungszeiten und anderen Triggerfaktoren zu protokollieren, um deren Einfluß auf die Reaktivierungsfrequenz erfassen zu können.

Mit der Verwendung einer quantitative PCR könnte man die bei einer Reaktivierung produzierte Virusmenge analysieren und klären, wie häufig ein Zustand der Kontaginösität eintritt.

6. Zusammenfassung

Sowohl symptomatische (Rekrudeszenzen) als auch asymptomatische (Rekurrenzen) Reaktivierungen des Herpes simplex-Virus Typ 1 in der Mundhöhle tragen zur Übertragung und Verbreitung von HSV-1 bei; besonders an so exponierten Stellen, wie sie in der Zahnheilkunde untersucht und behandelt werden. Um die Frequenz der HSV-1 Reaktivierung im Zusammenhang mit der zahnärztlichen Manipulation zu untersuchen, wurde die HSV-Nested-PCR auf 100 Mundschleimhautabstriche angewendet, die bei zwanzig immunkompetenten Probanden gesammelt wurden. Dabei wurden die Proben ein Tag vor, direkt vor und direkt nach, sowie zwei Tage und fünf Tage nach der zahnärztlichen Behandlung entnommen.

Insgesamt wiesen 7 der 16 seropositiven Personen HSV-1-DNA in ihren Proben auf. Zwei dieser 16 Probanden bekamen während des Untersuchungszeitraumes sogar Rekrudeszenzen. Bei vier Seronegativen wurde erwartungsgemäß über den gesamten Untersuchungszeitraum keine HSV-1-DNA nachgewiesen.

Diese erhöhte Frequenz der Reaktivierung zeigt, dass auch die allgemeine zahnärztliche Tätigkeit als Triggerfaktor für klinische und subklinische Reaktivierung des HSV-1 in der Mundhöhle bei immunkompetenten Personen zu werten ist. Neben den pathophysiologischen Manipulationen an den peripheren Endigungen des maxillären und mandibulären Astes des Nervus trigeminus ist der Faktor Stress das entscheidende Kriterium.

Ferner lässt sich bemerken, dass zwischen der absoluten Reaktivierungshäufikeit und der klinischen Rezidivanamnese eine Interdependenz besteht. So war die Frequenz der Reaktivierungen bei den Probanden höher, die auch an Rekrudeszenzen gelitten haben.

7. Literaturverzeichnis

Amit, R.; Morag, A.; Ravid, Z.; Hochman, N.; Ehrlich, J.; Zakay-Rones, Z. (1992)
Detection of herpes simplex virus in gingival tissue.
J. Periodontol.; 63: 502-506

Aurelian, L. (1992)
Herpes simplex viruses.
In: Clinical virology manual; Specter, 5.; Lancz, G. (Hrsg.)
Elsevier, New York : 473-499

Bickel, M.; Nothen, S.M.; Freiburghaus, K.; Shire, D. (1996)
Chemokine expression in human oral keratinozyte cell lines and keratinized
mucosa.
J. Dent. Res.; 75: 1827- 1834

Coyle, P.V.; Desai, A.; Wyatt, D.; McCaughey, C.; ONeill, H.J. (1999)
A comparison of virus isolation, indirect immunofluorescence and nested multiplex
polymerase chain reaction for the diagnosis of primary and recurrent herpes simplex
type 1 and type 2 infections.
J. Virol. Methods.; 83: 75-82

Eisen, D. (1998)
The clinical characteristics of intraoral herpes simplex virus infection in 52
immunocompetent patients.
Oral. Surg. Oral. Med. Oral. Pathol. Oral. Radiol. Endod.; 86: 432-437

Fiddian, A.P.; Yeo, J.M.; Stubbings, R.; Dean, D. (1983)
Successful treatment of herpes labialis with topical acyciovir.
Br. Med. J. (Clin. Res. Ed.); 286: 1699-1701

Hill, T.J.; Blyth, W.A. (1976)

An alternative theory of herpes simplex recurrence and a possible role for prostaglandins.

Lancet; I: 397-398

Hill, T.J.; Blyth, W.A.; Harbour, D.A. (1983)

Recurrence of herpes simplex in the mouse requires an intact nerve supply to the skin.

J. Gen. Virol.; 64: 2763-2765

Hirsch, M.S.; Schooley, R.T. (1983)

Treatment of herpes virus infections.

N. Engl. J. Med.; 309: 963-1034

Huff, J.C.; Krueger, G.G.; Overall, J.C. Jr.; Copeland, J.; Spruance, S.L. (1981)

The histopathologic evolution of recurrent herpes simplex labialis.

J. Am. Acad. Dermatol.; 5: 550-557

Hyland P.; Coulter W.; Abu-Ruman I.; Fulton C.; O`neill H.; Coyle P.; Lamey P.J. (2007)

Asymptomatic shedding of HSV-1 in patients undergoing oral surgical procedures and attending for noninvasive treatment.

Oral Dis. 13: 414-418

Kameyama, T.; Sujaku, C.; Yamamoto, S.; Hwang, C.B.; Shillitoe, E.J. (1988)

Shedding of herpes simplex virus type 1 into saliva.

J. Oral. Pathol.; 17: 478-481

Kameyama, T.; Futami, M.; Nakayoshi, N.; Sujaku, C.; Yamamoto, S. (1989)

Shedding of hereps simplex virus type 1 into saliva in patients with orofacial fracture.

J. Med. Virol.; 28: 78-80

Kimura, H.; Shibata, M.; Kuzushima, K.; Nishikawa, K.; Nishiyama, Y.; Morishima, T. (1990)
Detection and direct typing of herpes simplex virus by polymerase chain reaction.
Med. Microbiol. Immunol. (Berl); 179: 177-184

Knaup, B.; Schünemann, S.; Wolff, M.H. (2000)
Subclinical reactivation of herpes simplex virus type 1 in the oral cavity.
Oral Mikrobiol.Immunol. 15: 281-283

Lee, S.; Bang, D., Cho, Y.H.; Lee, E.S.; Sohn, S. (1996)
Polymerase cham reaction reveals herpes simplex virus DNA in saliva of patients with Behcet's disease.
Arch. Dermatol. Res.; 288: 179-183

Madhavan, H.N.; Priya, K.; Anand, A.R.; Therese, K.L. (1999)
Detection of herpes simplex virus (HSV) genome using polymerase chain reaction (PCR) in clinical samples comparison of PCR with standard laboratory methods for the detection of HSV.
J. Clin. Virol.; 14: 145-151

Maeglin, B. (1987)
Herpes simplex - oral and peroral infection with herpes simplex virus.
Schweiz. Monatsschr. Zahnmed.; 97: 1532-1536

Mullis, K.B.; Faloona, F.A. (1987)
Specific synthesis of DNA in vitro via a polymerase- catalyzed chain reaction.
Methods. Enzymol.; 155: 335-350

Nahass, G.T.; Mandel, M.J.; Cook, S.; Fan, W.; Leonardi, C.L. (1995)
Detection of herpes simplex and varizella-zoster infection from cutaneous lesions in different clinical stages with the polymerase chain reaction.
J. Am. Acad. Dermatol.; 32: 730-733

Nakao, M. (1997)

Analyses of herpes simplex virus clones isolated from the focus and saliva.

Kurume. Med. J.; 44: 289-296

Oakley, C.; Epstein, J.B.; Sherlock, C.H. (1997)

Reactivation of oral herpes simplex virus. Implications for clinical management

of herpes simplex virus recurrence during radiotherapy.

Oral. Surg. Oral. Med. Oral. Pathol. Oral Radiol. Endod.; 84: 272-278

Pohl-Koppe, A.; Dahm, C.; Elgas, M.; Kühn, J.E.; Braun, R.W.; ter Meulen,V. (1992)

The diagnostic significance of the polymerase chain reaction and isoelectric

focusing in herpes simplex virus encephalitis.

J. Med. Virol.; 36: 147-154

Raborn, G.W.; Martel, A.Y.; Grace, M.G.; McGaw, W.T. (1997)

Herpes labialis in skiers: randomized clinical trial of acyclovir cream versus placebo.

Oral. Surg. Oral. Med. Oral. Pathol. Oral. Radiol. Endod.; 84: 641-645

Robinson, P.A.; High, A.S.; Hume, W.J. (1992)

Rapid detection of human herpes simplex virus type 1 in saliva.

Arch. Oral. Biol.; 37: 797-806

Roizman,B.; Baines,J. (1991)

The diversity and unity of Herpesviridae.

Comp. Immunol. Microbiol. Infect. Dis. 14: 63-79

Roizman, B. (1993)

The Family Herpesviridae.

In: The Human Herpesviruses; Raven Press, New York

Roizman, B.; Sears, A.E. (1996)

Herpes simplex viruses and their replication.

In: Fields, Virology, Third Edition; Fields, B.N.; Knipe, D.M.; Howley, P.M.

(Hrsg.)

Lippincott-Raven Publishers, Philadelphia

Safrin, S.; Shaw, H.; Bolan, G.; Cuan, J.; Chiang, C.S. (1997)

Comparison of virus culture and the polymerase chain reaction for diagnosis of

mucocutaneous herpes simplex virus infection.

Sex. Transm. Dis.; 24: 176-180

Schmidt, D.D.; Zyzanski, S.; Eilner, J.; Kumar, M.L.; Arno, J. (1985)

Stress as a precipitating factor in subjects with recurrent herpes labialis.

J. Fam. Pract.; 20: 359-366

Schmidt, D.D.; Schmidt, P.M.; Crabtree, B.F.; Hyun, J.; Anderson, P.;
Smith, C. (1991)

The temporal relationship of psychosocial stress to cellular immunity and

herpes labialis recurrences.

Fam. Med.; 23: 594-599

Schneweis, K.E. (1992)

Herpes-simplex- und Varizella-Zoster-Virus.

In: Mikrobiologische Diagnostik. Burkhardt, F. (Hrsg.)

Thieme Verlag, New York

Shaw, M.; King, M.; Best, J.M. (1985)

Failure of acyclovir cream in treatment of recurrent herpes labialis.

Br. J. Med. (Clin. Res. Ed.); 291: 7-9

da Silva, L.M.; Guimarães, A.L.; Victoria, J.M.; Gomes, C.C.; Gomez, R.S. (2005)

Herpes simplex virus type 1 shedding in the oral cavity of seropositive patients.

Oral. Dis. 11:13-16

Spruance, S.L.; Overall, J.C.; Kern, ER.; Krueger, G.G.; Pliam, V.; Miller,W. (1977)

The natural history of recurrent herpes simplex labialis: implications for antiviral therapy.

N. Engl. J. Med.; 297: 69-75

Spruance, S.L. (1984)

Pathogenesis of herpes sirnplex labialis: excretion of virus in the oral cavity.

J. Clln. Microbiol.; 19: 675-679

Spruance, S.L. (1992)

The natural history of recurrent oral-facial herpes simplex virus infection.

Semin. Dermatol.; 11: 200-206

Spruance, S.L. (1995)

Herpes simplex labialis.

In: Clinical Management of Herpesvirus; Sacks, Straus, Whitley, Griffiths (Hrsg.)

IOS Press, Washington, D.C.: 3-42

Spruance, S.L. (1996)

Cold sores: a new understanding of their pathophysiology and their need for a new treatment.

Virus & Life; 6: 7-10

Tateishi, K.; Toh, Y Minagawa, H.; Tashiro, H. (1994)

Detection of herpes simplex virus (HSV) in the saliva from 1,000 oral surgery outpatients by the polymerase chain reaction (PCR) and virus isolation.

J. Oral. Pathol. Med.; 23: 80-84

Wheeler, C.E. Jr. (1988)

The herpes simplex problem.

J. Am. Acad. Dermatol.; 18: 163-168

Whitley, R.J.; Gnann, J.W. Jr. (1993)

The epidemiology and clinical manifestation of herpes simplex virus infections.

In: The human herpes viruses; Roizman, B.; Whitley, R.J.; Lopez, C. (Hrsg.)

Raven Press, New York: 69-105

Whitley, R.J.; Roizman,B. (2001)

Herpes simplex virus infections.

Lancet 357:1513-1518

Young, S.K.; Rowe, N.H.; Buchanan, R.A. (1976)

A clinical study tor the control of facial mucocutaneous herpes virus infections.

1. Characterization of natural history in a professional school population.

Oral. Surg. Oral. Med. Oral. Pathol.; 41: 498-507

Youssef, R.; Shaker O.; Sobeih S.; Mashaly H.; Mostafa W.Z. (2002)

Detection of herpes simplex virus DNA in serum and oral secrecretions during acute recurrent herpes labialis.

J. Dermatol. 29: 404-410